# TABLEAU

DE

# SECOURS IMMÉDIATS

AUX BLESSÉS ET AUX MALADES

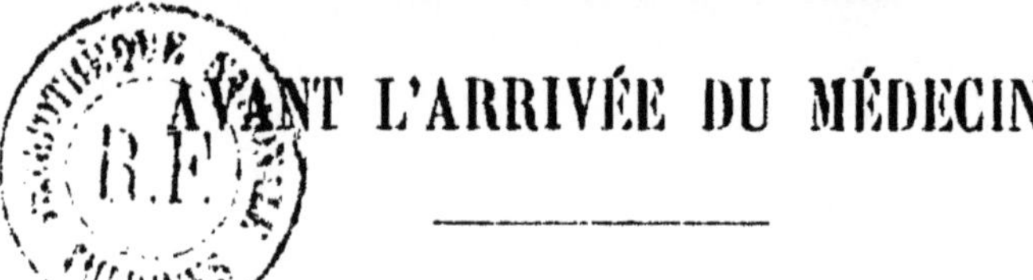

AVANT L'ARRIVÉE DU MÉDECIN

---

## Notice explicative

PAR

Le Dr GALTIER-BOISSIÈRE
Ancien membre de Commissions d'hygiène au Ministère
de l'Instruction publique.
Officier de l'Instruction publique.

PARIS
LIBRAIRIE ARMAND COLIN
5, RUE DE MÉZIÈRES, 5
1901

Librairie Armand Colin, 5, rue de Mézières, Paris.

# TABLEAUX MURAUX

## ARMAND COLIN

### Double face, sur carton

Format des *Cartes murales Vidal Lablache* ($1^m \times 1^m,20$).

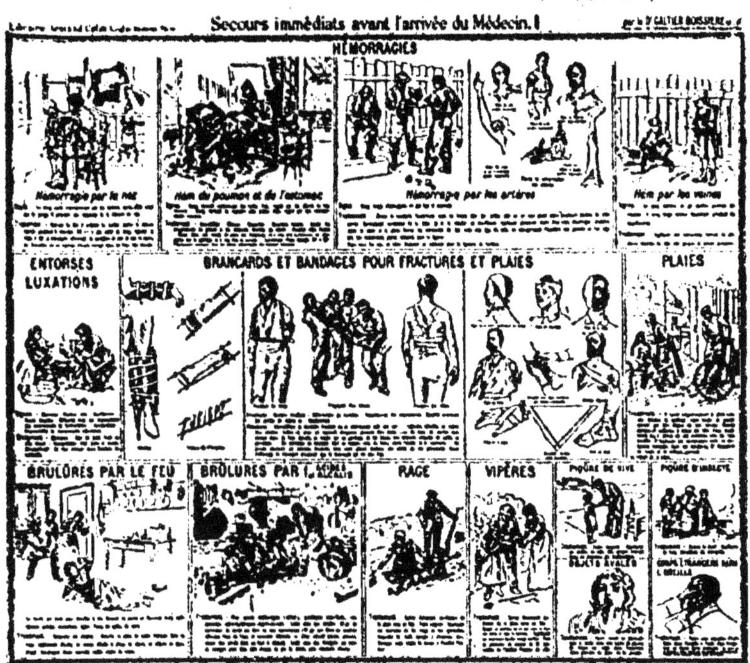


**Tableaux muraux de Lecture** (Méthode Guyau). Deux tableaux (*ne sont pas vendus séparément*) .......... 9 »

**Tableaux récapitulatifs de Lecture** (Méthode Carré). Deux tableaux (*ne sont pas vendus séparément*). 9 »

**Tableaux muraux d'Écriture** à pente rationnelle (Méthode Quellien) : Tableau 1. Cursive; Tableau 2. Ronde et Bâtarde. Chaque tableau .................... 4 50

*Notice* des tableaux Quellien. » 40

**Tableau mural de Morale** ..... 4 50

**Tableau mural d'Instruction civique** 4 50

**Tableau mural d'Histoire de France** 4 50

**Tableau mural de Multiplication et de Numération** .............. 4 50

**Tableau mural de Système métrique** .................... 6 50

**Tableaux muraux de Leçons de Choses et de Langage.** *Tableaux* 1 et 2 : chaque tableau ............ 6 50

*Notice explicative* (1 par tableau). » 25

*Tableaux* 3 et 4 ....... (sous presse)

**Tableau mural d'Enseignement scientifique** (*Le Corps humain*)... 6 50

**Tableau mural d'Hygiène** ...... 6 50

**Tableau mural d'Anti alcoolisme** 6 50

**Tableau mural des Secours immédiats** ................ 6 50

*Notice explicative* ........... » 25

**France Produits agricoles** (recto) et *Productions industrielles* (verso). — 180 figures en couleur... 6 50

**Graphique d'Histoire de France.** Deux tableaux (*ne sont pas vendus séparément*) ................ 15 »

*Questionnaire explicatif* ...... » 80

2 Tableaux ou Cartes peuvent être expédiés en un colis postal de 5 kilog. (*Ajouter* **1** *fr.* **90** *pour emballage et port à la gare la plus rapprochée*).

Paris. — Imp. E. Capiomont et Cie, rue de Seine, 57. (N° 364)

# SECOURS IMMÉDIATS

## AUX BLESSÉS ET AUX MALADES

## AVANT L'ARRIVÉE DU MÉDECIN

---

### Développement des conseils du tableau.

## AVERTISSEMENT IMPORTANT[1]

Cette brochure et le tableau qu'elle accompagne sont destinés à permettre, en cas d'urgence, à une personne quelconque de donner à un malade les secours nécessaires, en *attendant* l'arrivée du médecin, dont le concours n'en est pas moins **indispensable** *dans le plus bref délai.* On ne doit pas se dissimuler, en effet, que les moyens indiqués ici n'auront souvent qu'un résultat *provisoire* et *temporaire*. Aussi, la **règle absolue** doit-elle être, si deux personnes se trouvent auprès d'un malade ou d'un blessé, que l'une d'elles exécute

1. Dans une circulaire-instruction du 25 avril 1898, M. Rambaud, Ministre de l'Instruction publique, écrivait : « Les instituteurs s'intéresseront particulièrement à l'hygiène de l'enfance. Il serait bon également, comme le recommandent les instructions de 1881, d'initier les élèves-maîtresses aux *premiers soins à donner en cas d'accident.* « Ces accidents sont fréquents à l'école et autour de l'école et parfois le médecin est loin : un premier pansement fait avec intelligence peut prévenir des complications : en tous cas, il permet d'attendre l'arrivée du médecin auquel l'instituteur ou l'institutrice ne doivent jamais essayer de se substituer. » Mettre à même tout le monde de pouvoir exécuter ces conseils a été notre but.

les prescriptions énoncées ci-après et que l'autre se *hâte* d'aller chercher un médecin.

La personne chargée de ce soin ne devra pas se borner à faire demander au praticien de venir immédiatement (la même formule étant employée par *tous* les clients), mais devra décrire en quelques mots l'état du malade et la cause probable de la maladie, afin que le médecin apporte avec lui les instruments et le cas échéant, à la campagne, les drogues nécessaires.

---

## RÈGLES GÉNÉRALES

1. Agir **rapidement**, mais sans brusquerie.

2. Agir **sans interruption**, en se faisant suppléer au besoin par des aides *ayant leur sang-froid*.

3. Surveiller le malade *après* l'effet obtenu.

4. Ne pas parler, ce qui empêche de suivre sa pensée, sauf s'il est nécessaire de remonter le malade par quelques encouragements.

5. Écarter résolument du malade toute personne inutile au traitement, car elle diminue la quantité d'air pur toujours nécessaire au malade, souvent l'effraye par ses réflexions intempestives et enfin gêne les mouvements des aides.

6. Se souvenir qu'il est préférable de ne rien faire que de nuire par un acte irréfléchi.

7. Ne faire un pansement qu'après avoir lavé ses mains, d'une façon méticuleuse, avec de l'eau et du savon et les avoir trempées, si possible, dans un liquide antiseptique[1].

1. V. p. 11.

# I. — HÉMORRHAGIES

## 1° Hémorrhagie par le nez.

***Causes.*** — Coup ou chute sur le nez, chaleur excessive, début des fièvres éruptives, travail intellectuel trop soutenu, maladies du foie.

***Signes.*** — Chaleur à la tête, picotements dans les fosses nasales. L'écoulement sanguin se fait goutte à goutte ou au contraire en abondance; le sang peut passer par l'ouverture postérieure des fosses nasales et, en faisant ouvrir la bouche, on le voit s'écouler le long de l'arrière-gorge.

***Traitement.*** — 1° *Si l'écoulement est insignifiant*, ne rien faire, car il s'arrêtera de lui-même et peut être salutaire.

2° *Si l'hémorrhagie est abondante*, faire asseoir le malade près d'un fenêtre ouverte, lui faire pencher la tête en bas et presser contre la cloison nasale la narine d'où le sang s'écoule, pendant une durée de 5 minutes (montre en main).

3° *Si le sang ne s'arrête pas*, malgré ce traitement, injecter de l'eau à 45° et introduire, d'avant en arrière et non de bas en haut, de l'amadou ou un rouleau d'ouate trempée dans de l'eau très chaude.

## 2° Hémorrhagie du poumon et de l'estomac.

(Crachement ou vomissement de sang.)

***Causes.*** — Si le sang vient des *poumons :* congestion pulmonaire, phtisie, coup sur la poitrine.

Si le sang vient de l'*estomac :* ulcère d'estomac, cancer, coup.

Le sang peut aussi provenir d'une hémorrhagie du nez avec écoulement par l'ouverture postérieure des fosses nasales.

***Signes.*** — Si le sang vient du *poumon :* sang vermeil renfermant des bulles d'air, rejeté par des efforts de *toux*.

Si le sang vient de l'*estomac :* sang vermeil ou noirâtre, sans bulles d'air, rejeté par des *vomissements*.

***Premiers soins.*** — Immobilité, silence, obscurité, chambre fraîche. — Avaler des fragments de glace et des boissons froides au citron. — Coucher tête basse. — Glace dans une vessie de porc sur l'estomac (si le sang vient de l'estomac); ou sinapisme sur la poitrine (si le sang vient du poumon). Lavement d'eau chaude à 45 ou 50°.

### 3° Hémorrhagies des autres organes internes.

(Intestin, matrice.)

***Traitement.*** — Le même que celui indiqué précédemment. Compléter par des *injections* d'eau à 45°.

### 4° Hémorrhagie par blessures des artères.

***Cause.*** — Blessure, notamment par du verre brisé.

***Signe.*** — Sang rouge s'échappant en jet fort et saccadé.

***Premiers soins.*** — Élever le membre. Comprimer avec un corps dur (caillou plat ou sou) placé entre plusieurs doubles de toile. Serrer fortement au-dessus de la plaie (entre cœur et plaie) et si le résultat est insuffisant, appliquer plusieurs tours d'un lien élastique (bretelle) entre le cœur et la plaie. Serrer les extrémités du lien avec une tige de bois ou comprimer l'artère avec les doigts aux points indiqués sur la figure (fig. 1).

***Dangers de la compression.*** — Dans tous les cas, se hâter d'appeler un médecin pour la ligature de l'artère, une compression prolongée pouvant amener la gangrène du membre, par arrêt de la circulation.

### 5° Hémorrhagie par blessures des veines et des capillaires.

***Causes.*** — Blessures.

***Signes.*** — Le sang noirâtre en jet continu provient des *veines*.

Le sang rouge coulant doucement provient des *capillaires.*

***Traitement.*** — Appliquer une compresse formée de

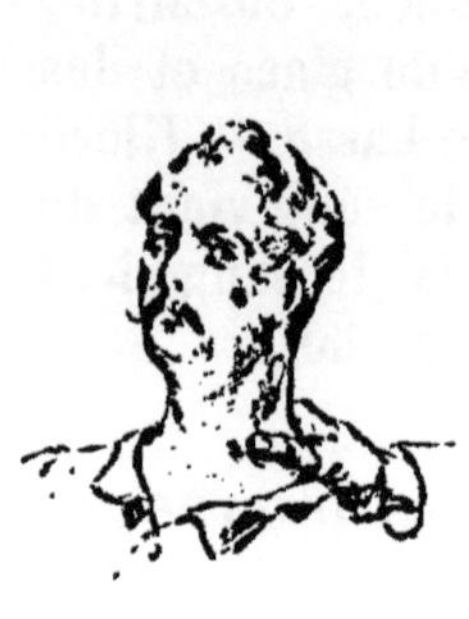

Plaie du cou
(artère carotide).

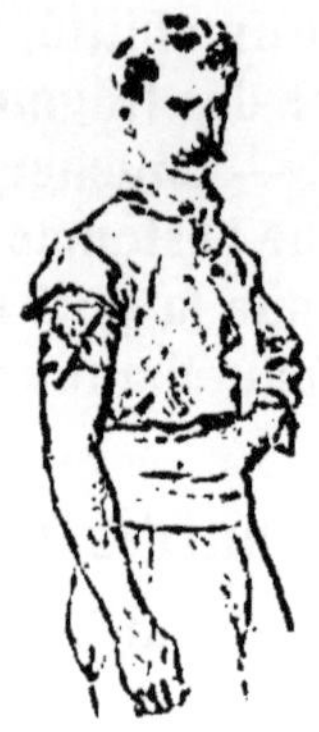

Plaie du bras
(artère humérale).

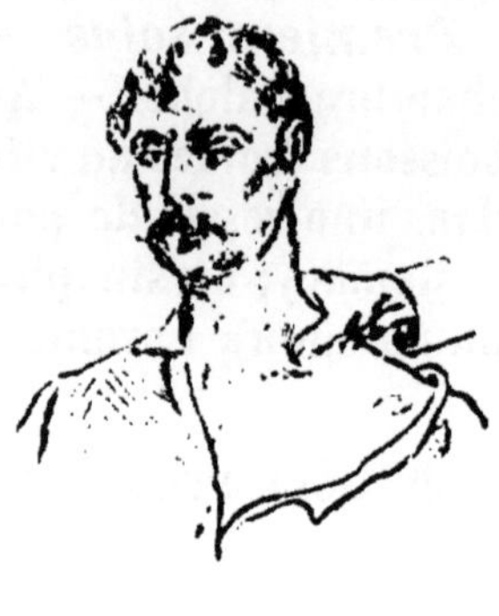

Plaie de l'épaule
(artère sous-clavière).

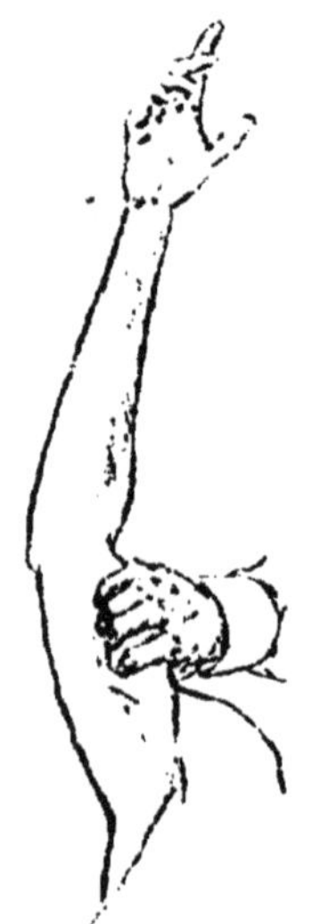

Plaie du bras et de l'avant-bras
(artère humérale).

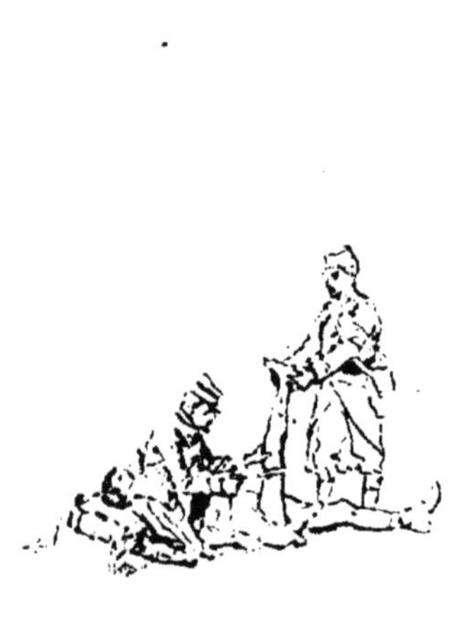

Plaie de cuisse et de jambe
(artère fémorale).

Fig. 1. — **Points de compression des artères.**

plusieurs doubles de toile très propre et serrer fortement.

La compression ne doit pas cependant être trop forte pour ne pas arrêter complètement la circulation et elle ne doit pas être trop prolongée, sous peine des inconvénients signalés plus haut. — Après un quart d'heure, les hémorrhagies capillaires sont généralement arrêtées.

## II. — ENTORSE

***Causes.*** — Mouvement forcé d'une jointure produisant soit une simple distension, soit la déchirure plus ou moins complète des ligaments et des tendons qui entourent une articulation (cou-de-pied, poignet). — Faux pas.

***Signes.*** — Douleur vive. — Gonflement. — Tache bleuâtre. — Difficulté mais *non impossibilité* des mouvements de l'articulation (v. à Luxation). En général, le malade a pu faire quelques pas et cela seul suffit à différencier une luxation d'une fracture.

***Traitement.*** — Bain de pieds froid ou très chaud. — Compression avec ouate et bande. (Le massage doit, au moins au début, être opéré par un médecin.)

## III. — LUXATION

***Causes.*** — Déplacement persistant des os d'une articulation sous l'influence d'une contraction musculaire énergique, d'une chute ou d'un coup violent.

***Signes.*** — *Impuissance des mouvements* avec douleur vive se calmant au repos, mais réveillée par le moindre mouvement et *déformation* du membre, surtout apparente avant le gonflement des tissus qui masque les modifications réciproques des saillies et des dépressions normales.

***Traitement.*** — Ne rien essayer avant l'arrivée du médecin.

## IV. — FRACTURES

***Causes.*** — Choc, chute, faux pas.

### 1° Fracture simple.

***Signes.*** — *Douleur localisée* à la ligne de fracture. — *Déformation* du membre. — *Impuissance des mouvements.* — Mobilité anormale des parties du même os. (Nul autre que le médecin ne doit chercher à produire cette mobilité, car elle peut accroître la gravité de la lésion). — Gonflement.

***Premiers soins.*** — Immobiliser le membre fracturé en le maintenant *sur* une partie résistante, *attelle*, ou entre deux attelles. Celles-ci, pour un appareil d'urgence, peuvent être faites avec des planchettes de bois, une branche entourée de paille, un parapluie, du fer-blanc. Pour le bras, du carton est suffisant : trempé dans l'eau chaude il se moule sur les parties.

On interpose un coussin (fait au besoin avec du foin) entre l'attelle et le membre.

Ne jamais soulever un membre fracturé avant d'avoir immobilisé les deux fragments par une attelle-tuteur ou d'avoir glissé au-dessous une planchette. S'il n'y a qu'une petite distance à parcourir, on doit, tout au moins, avoir soin de tenir le membre fracturé, en plaçant une main au-dessus et une au-dessous de la ligne de fracture.

### 2° Fracture compliquée.

On donne ce nom à des fractures dans lesquelles l'os brisé a fait saillie au dehors et a provoqué une plaie.

***Premiers soins.*** — Faire le pansement (indiqué plus loin) et n'effectuer le transport qu'après l'intervention d'un médecin.

## 3° Principales variétés de fractures.

### 1. Fracture de côtes.

***Premiers soins.*** — Entourer le haut du corps d'une serviette fortement serrée et dont on empêche la descente par deux bandes de toile, formant bretelles sur les épaules.

### 2. Fracture de l'avant-bras.

***Premiers soins.*** — 1° *Fracture à la partie moyenne.* — Appliquer le bras sur une planchette, elle-même maintenue par une écharpe attachée en arrière du cou.

2° *Fracture à l'extrémité inférieure* (radius). — Employer deux attelles, une au-dessus, une au-dessous, séparées par un coussin (ne pas trop serrer).

### 3. Fracture du bras.

***Premier soin.*** — Porter le bras dans une écharpe.

### 4° Fracture du membre inférieur.

***Premiers soins.*** — Il est préférable que les attelles soient le plus longues possible, c'est-à-dire atteignent le haut de la cuisse; cependant pour les fractures de la jambe, on peut se contenter, faute de mieux, d'attelles remontant seulement au-dessus du genou.

# V. — BRANCARD D'URGENCE

Un brancard d'urgence se fabrique avec deux grandes perches en bois ou de fortes branches d'arbres qu'on fixe à l'écartement nécessaire, en y appliquant, par des clous ou des cordes, deux traverses (planchettes ou rondins de fagot de 60 centimètres de long). Un grand sac ou une capote de soldat est tendue entre les deux hampes pour servir de lit et une botte de foin fait office d'oreiller.

*Ne pas oublier d'essayer la résistance du brancard improvisé avant d'y coucher un blessé.*

## VI. — PLAIE

***Principe.*** — Toute plaie *propre* a les plus grandes chances de se cicatriser sans suppuration ; toute plaie *sale* doit suppurer ; même minime elle peut entraîner la mort par le fait de complications (tétanos).

On ne doit panser une plaie qu'avec des mains *propres* et après les avoir trempées, si possible, dans un des liquides antiseptiques énumérés ci-dessous.

***Traitement.*** — 1° Enlever avec *le plus grand soin* tous les corps étrangers, toutes les poussières, même les plus insignifiantes, par un lavage *méticuleux* de la plaie avec une solution de 0,50 centigr. de *sublimé*[1] (perchlorure de mercure) par litre d'eau. Ce liquide est le meilleur antiseptique (destructeur des microbes) et le plus commode à fabriquer, car le Codex donne la formule d'un papier dont chaque feuille contient la dose suffisante pour un litre d'eau. La dissolution, qui est colorée, est instantanée dans l'eau bouillante ; elle s'effectue en 10 minutes avec de l'eau froide. Le sublimé est un poison, mais c'est le cas de tous les médicaments actifs, et avec le mode d'administration indiqué, une erreur involontaire est impossible.

A défaut de sublimé on emploiera une solution d'*acide borique* (4 cuillerées à soupe par litre d'eau bouillante), mais c'est un antiseptique médiocre.

A défaut de ces deux substances, faire usage d'*eau bouillie.*

2° Appliquer sur la plaie des compresses (toile ou tarlatane) trempées dans ces solutions.

---

1. Le sublimé fait partie de la boite de secours des commissariats de police de Paris.

3° Recouvrir d'ouate et de taffetas gommé.

***Bandage pour plaies.*** — Un mouchoir plié en triangle ou en fichu suffit à maintenir, au moins à titre provisoire, tous les pansements.

## VII. — BRULURES

### 1° Par le feu.

***Causes les plus fréquentes.*** — Pour les *enfants*, l'emploi maladroit d'allumettes; — l'introduction de papiers dans un foyer.

Pour les *grandes personnes :* le remplissage des lampes à *essence minérale*, à la lumière d'une bougie ou d'une lampe, dont la flamme n'est point entourée d'un verre; — l'ignorance de la combustibilité rapide de l'alcool, de l'éther, de la benzine, de l'ouate, etc.

***Conduite à tenir en cas d'incendie des vêtements.*** — Se rouler par terre pour étouffer le feu. Couvrir la partie en flammes d'une étoffe épaisse (paletot, couverture, tapis), d'eau, de sable, de terre.

***Traitement.*** — Respecter les cloques. Couvrir la plaie de ouate trempée dans de l'eau battue avec de l'huile ou mieux d'huile et d'eau de chaux (à moitié) ou encore de blanc d'œuf. Envelopper le tout d'une seconde couche d'ouate sèche.

### 2° Par acides ou alcalis.

***Causes.*** — Renversement et brisure de récipients contenant des acides ou des alcalis. Chute dans un four à chaux.

***Traitement.*** — 1° Par les ACIDES : *sulfurique* (vitriol), *azotique* (eau-forte, eau seconde), *chlorhydrique* (esprit-de-sel). — Laver avec eau alcaline (10 grammes de carbonate de soude par litre) ou eau savonneuse (15 grammes par litre) ou cendres délayées dans de l'eau et recouvrir d'huile.

2° Par les ALCALIS : soude, potasse, chaux vive. Laver avec eau vinaigrée (un tiers de vinaigre pour deux tiers d'eau) ou jus de citron, puis recouvrir d'huile.

## VIII. — RAGE

***Condition de contagion.*** — Maladie contractée par l'homme à la suite de la morsure d'un animal enragé, qui est en général un chien ou un chat, rarement un cheval, un bœuf, une chèvre, un mouton, un porc.

***Principaux signes de la rage chez le chien***[1]. — L'inquiétude, l'agitation, la tristesse, la *soif ;* loin d'*avoir horreur de l'eau*, il boit avidement, et lorsque le spasme de sa

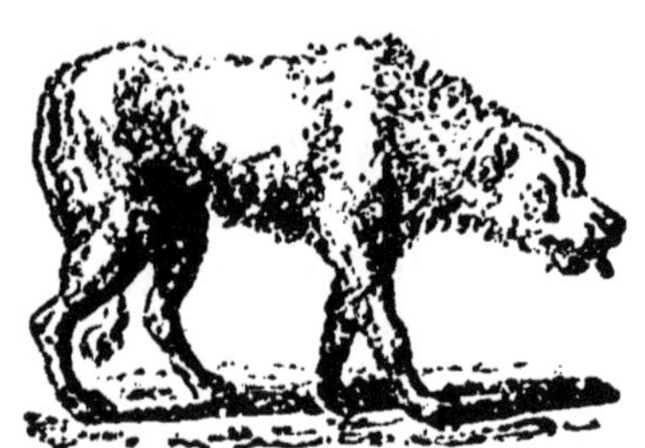

FIG. 2. — Chien enragé.

gorge l'en empêche, il s'épuise en efforts pour laper le liquide. L'animal déchire et avale tout ce que ses crocs peuvent atteindre : laines, bois, litière, tapis, etc. Son aboiement est rauque et voilé. Il mord tous les animaux qu'il rencontre, mais surtout les autres chiens. Épuisé par les longues courses qu'il fait, il reste abattu, la langue pendante, laissant s'écouler la bave de ses lèvres (fig. 2).

***Mesures de prudence.*** — Ne caresser que les bêtes

1. Extrait de l'« *Hygiène pratique* » du même auteur. Librairie Armand Colin.

connues. Lorsqu'on en possède, observer avec soin les changements qui peuvent se produire dans leur caractère, et, au moindre doute, les faire examiner par un vétérinaire, *auquel on devra également remettre les cadavres des bêtes soupçonnées de rage*, afin qu'il confirme ou non l'existence de la maladie.

***Traitement préventif.*** — 1° *Comprimer* le membre au-dessus de la blessure (entre cœur et plaie) avec un lien, afin d'*exprimer* les liquides contenus dans la plaie et d'empêcher la diffusion du virus.

2° *Faire saigner.*

3° *Cautériser au fer rouge* (pincettes, baguette de fusil. épingle à chapeau.

4° *Vaccination à l'Institut Pasteur* avec le virus atténué, découvert par l'illustre savant, virus qui est préparé avec des moelles épinières de lapins auxquels on a inoculé la rage.

## IX. — MORSURE DE VIPÈRE

***Description de la vipère.*** — Ce serpent est commun en France, mais on le rencontre de préférence aux alentours de Paris (forêts de Fontainebleau, de Sénart, de Montmorency), dans le Dauphiné.

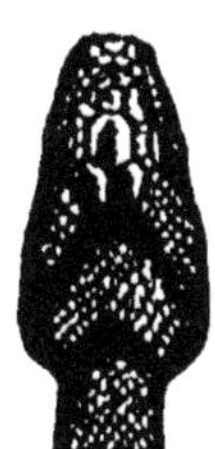

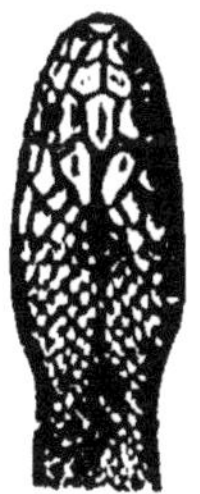

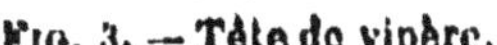

Fig. 3. — Tête de vipère. Tête de couleuvre.

La vipère diffère des couleuvres (fig. 3) : 1° par l'absence des larges plaques qui recouvrent la tête de celles-ci, et qui sont remplacées ici par des *petites écailles* semblables à celles du reste du corps; 2° la forme de la tête, qui est

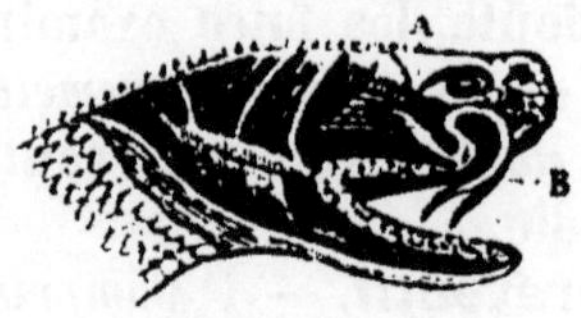


Fig. 4. — Appareil à venin de la vipère. — En A est la poche à venin; en B le crochet percé d'un canal, par lequel s'écoule le venin.

*triangulaire ;* 3° la queue très courte ; 4° la couleur, qui est rouge brun foncé ou plus souvent gris roussâtre avec des taches variables. La longueur totale est également plus petite ; elle ne dépasse pas 70 centimètres. La marche est, en outre, beaucoup plus ondoyante. Le venin est contenu dans les deux crochets de la mâchoire supérieure (fig. 4).

***Signes locaux.*** — La plaie présente l'empreinte des deux dents venimeuses; elle saigne peu, mais offre une douleur vive et cuisante et un gonflement assez notable qui bientôt gagne le membre tout entier. Les points piqués deviennent rouges, puis bleuâtres, et une sérosité roussâtre s'en écoule. Peu à peu la douleur diminue, puis la région se refroidit, s'engourdit, et des plaques violacées, noirâtres ou même gangreneuses se produisent.

***Signes généraux.*** — Une heure ou deux heures après la morsure, le blessé se sent extrêmement faible, il éprouve une oppression et un sentiment d'angoisse qui explique la difficulté de la respiration. Il a des nausées, des vomissements, des évacuations intestinales et des douleurs au niveau de l'estomac et du ventre. La peau jaunit et se recouvre d'une sueur froide et visqueuse. Quelquefois on observe des pertes de connaissance et des troubles de la vue. Des hémorrhagies multiples peuvent causer la mort.

***Évolution.*** — Les signes précédents se rapportent à la forme grave. Dans nombre de cas, tout se borne à un gonflement plus ou moins étendu pendant quelques jours.

***Traitement.*** — 1° Serrer fortement au-dessus de la plaie avec un lien; 2° sucer (à condition de ne pas avoir de plaie aux lèvres ou dans la bouche); 3° appliquer un morceau de fer rougi au feu (v. Traitement de la rage). Puis se procurer du sérum antivenimeux du Dr Calmette, de l'Institut Pasteur de Lille.

***Causes.*** — Recherche des fleurs dans les heures chaudes de la journée, entre des pierres au milieu desquelles se dissimule la vipère.

## X. — PIQÛRE DE VIVE

***Description de la vive.*** — Poisson d'une longueur de 12 à 30 centimètres qu'on trouve dans le sable au bord de la mer. Il porte, de chaque côté de la tête, sur l'opercule qui recouvre les branchies, une épine contenant du venin.

***Traitement.*** — Faire saigner. Appliquer sur la plaie un morceau de toile très propre trempé dans de l'essence de térébenthine.

## XI. — PIQÛRE D'INSECTE

***Causes.*** — Abeilles, guêpes, cousins.

***Traitement.*** — Retirer le dard s'il est resté dans la plaie. Appliquer sur la plaie de l'eau alcoolisée ou vinaigrée.

## XII. — CORPS ÉTRANGERS

### INTRODUITS DANS LES ORIFICES DU CORPS

#### 1° Objets avalés.

***Causes.*** — Arêtes, os, aliments trop volumineux.

***Signes.*** — Douleur au cou, gêne de la respiration, anxiété.

*Traitement.* — Faire vomir en chatouillant la luette (fond de la gorge) avec une barbe de plume. Si l'objet peut déchirer les organes et qu'il est déjà dans l'estomac, faire prendre du pain, de la panade.

## 2° Corps étranger dans l'oreille.

*Causes.* — Introduction par les enfants de noyaux, de graines (haricot), de perles.

*Traitement.* — Faire avec un irrigateur ou une forte seringue une injection d'eau tiède si l'objet ne peut pas se gonfler par l'action de l'eau : dans le cas contraire ou si l'on ignore la nature de l'objet, employer de l'*huile*. Pencher la tête et frapper à petits coups sur la tempe. En aucun cas, ne chercher à retirer l'objet avec une pince ou un outil quelconque.

## 3° Corps étranger dans les yeux.

*Causes.* — Grain de sable, poudre de charbon, poussières de la rue.

*Signes.* — La sensation de corps étranger dans l'œil n'est pas toujours due à l'introduction réelle d'une poussière, elle peut être produite par une maladie de l'œil, notamment par une inflammation de la conjonctive (enveloppe blanche de l'œil).

*Premiers soins.* — 1° Dans les cas les plus ordinaires, il suffit de fermer l'œil, de résister à l'envie de le frotter ; le corps étranger suivra le plus souvent la direction des larmes et viendra se déposer dans l'angle interne où il sera facile à enlever ; 2° pour enlever une poussière, un débris de charbon placés sous la paupière supérieure, écarter cette paupière en la plissant de haut en bas.

Si on ne réussit pas ainsi, il faut avoir recours à un procédé un peu plus délicat :

On engage le malade à regarder en bas, puis on prend entre le pouce et l'index droits les cils de la paupière supérieure vers son milieu, de manière à ce que les extrémités des doigts s'étendent un peu au delà de l'insertion des cils, et saisissent le bord libre et la surface externe de la paupière. Celle-ci est ainsi tenue écartée du globe et légèrement attirée en bas, tandis que le pouce de la main gauche est placé de manière à peser sur la partie supérieure du cartilage tarse (lame fibreuse occupant l'épaisseur du bord libre des paupières) et à exercer une contre-pression.

Lorsque les deux mains ont pris cette position, on renverse la paupière en la faisant basculer avec les deux doigts de la main droite pendant que le pouce gauche est occupé à la contre-pression.

La description de ce procédé est longue, mais tout doit s'opérer en quelques secondes.

# XIII. — ASPHYXIES

## 1° Traitement général des asphyxies [1].

### 1. Action préliminaire.

Coucher le malade sur le dos, la tête légèrement tournée de côté.

### 2. Tractions rythmées de la langue d'après le système du Dr Laborde.

1° Ouvrir les mâchoires, en les écartant de force, si elles sont serrées ; un petit levier en buis [2] pourra être avantageusement employé à cet effet (à son défaut, on emploiera un couteau à papier en bois, un manche de cuiller).

2° Saisir la langue avec la main droite, entre le pouce

1. D'après la délibération du Conseil d'hygiène du 9 juillet 1897.
2. Contenu dans la boîte des postes de secours de Paris.

et l'index avec un mouchoir ou un linge quelconque, ou mieux avec la pince à langue.

3° Tirer fortement la langue hors de la bouche, environ vingt fois par minute ; *ne pas craindre de tirer très fort ;* il faut qu'à chaque traction, les mâchoires étant largement ouvertes, la langue sorte complètement de la bouche.

4° Les manœuvres de la traction de la langue doivent être continuées avec persistance pendant une heure au moins.

Nota. — Si l'opérateur est embarrassé pour le nombre des tractions à opérer, il pourra se régler sur sa propre respiration et exercer sur la langue de l'asphyxié une traction à chaque respiration.

L'apparition du hoquet ou du vomissement est un signe favorable; s'il se produit, il faudra continuer longtemps encore les tractions de la langue.

### 3. Respiration artificielle.

N'employer l'un des deux procédés ci-dessous qu'à défaut de succès du précédent et *seulement* si un aide peut y procéder pendant que, soi-même, on continue les tractions de la langue, qui doivent *toujours* être mises en pratique.

Coucher le malade sur le dos, les épaules légèrement soulevées, la bouche ouverte, la langue bien tirée, puis après avoir dégagé le fond de la gorge, comme il est dit plus haut, des corps étrangers qui peuvent s'y trouver, employer une des méthodes suivantes :

1re *Méthode.* — Saisir les bras à la hauteur des coudes, les appuyer assez fortement sur les parois de la poitrine, puis les écarter et les porter au-dessus de la tête, en décrivant un arc de cercle ; les ramener ensuite à leur position primitive, en pressant sur les parois de la poitrine.

Répéter ces mouvements environ vingt fois par minute, en continuant jusqu'au rétablissement de la respiration naturelle.

2e *Méthode.* — Appliquer énergiquement les mains sur

le thorax, en exerçant une assez forte pression et lâcher aussitôt après.

Répéter ces mouvements environ 20 fois par minute en continuant jusqu'au rétablissement de la respiration naturelle.

## 2° Précautions spéciales à prendre et traitements accessoires pour chaque variété d'asphyxie.

### I. ASPHYXIE PAR LE CHAUFFAGE ET LES FERMENTATIONS.

***Causes.*** — 1° *Charbon.* — Les poêles à combustion lente peuvent amener des asphyxies plus ou moins complètes, même lorsqu'ils sont placés dans un appartement voisin, si les cheminées communiquent par suite de dégagement d'*acide carbonique* et surtout d'*oxyde de carbone.*

2° *Fermentation.* — La fermentation des fruits en décomposition (fruitiers, fabrication de vin, de cidre, etc.), amène des asphyxies causées par le dégagement de l'acide carbonique.

***Précaution.*** — Établir un courant d'air, en ayant soin d'obturer soi-même ses narines et sa bouche pour ne pas absorber de gaz nuisibles.

### II. ASPHYXIE PAR LE GAZ D'ÉCLAIRAGE.

***Précautions.*** — Ne pas éteindre le gaz en soufflant, mais fermer le bec très *exactement* avant de fermer le compteur.

Établir un courant d'air.

### III. ASPHYXIE PAR LE GAZ DES FOSSES.

***Précautions.***— Ne pas descendre dans une fosse avant d'y avoir descendu une lumière et d'avoir constaté qu'elle continue à y brûler normalement.

Pour absorber les gaz, jeter de l'eau de chaux dans la fosse.

## IV. ASPHYXIE PAR LA FOUDRE.

***Traitement accessoire.*** — Éponger le corps à l'eau froide, frictionner les membres. En cas de délire, glace sur la tête.

## V. ASPHYXIE PAR L'ÉLECTRICITÉ [1].

(Courants continus, courants alternatifs).

***Causes.*** — Fils de lumière électrique, de tramways électriques, de machines électriques.

## PRÉCAUTIONS.

*Intervention immédiate.* — Toute personne foudroyée par suite d'un contact accidentel avec des conducteurs électriques, devra toujours, *même dans le cas où elle présenterait les apparences de la mort*, recevoir avec la plus grande rapidité les soins indiqués ci-après :

### Moyens à employer pour faire cesser le contact de la victime avec le courant.

1. Un fil est tombé sur le sol et touche la victime

Le sauveteur ne doit jamais toucher la victime ou les fils avec les mains nues, et, même ayant les mains couvertes, ne jamais toucher simultanément deux fils différents. Il s'abstiendra aussi de toute manœuvre qui mettrait la victime en contact avec deux fils différents.

---

1. Résumé de la circulaire de M. Dupuy-Dutemps, Ministre des Travaux publics, aux Préfets (19 août 1895).

Ne pas non plus mettre le pied sur les rails.

*Écartement des fils.* — S'il peut, sans toucher la victime, écarter le fil à l'aide d'un bâton, d'une canne ou d'un outil quelconque muni d'un *manche* **complètement**[1] *en bois sec*, il le fera, en ayant soin que, dans cette manœuvre, le fil ne vienne pas toucher le visage ou d'autres parties nues du corps de la victime.

S'il n'a pas à sa disposition l'objet précédent, il devra, avant de toucher la victime ou le fil, commencer par se recouvrir les deux mains avec des gants épais (moufles, gants superposés), ou d'étoffes *sèches* de laine. En tout cas, l'épaisseur des étoffes devra être au minimum d'un demi-centimètre. Souvent, il suffira de retirer sa veste, son paletot, de le mettre sens devant derrière, les mains restant à l'intérieur des manches, qui devront être tamponnées pour former une forte épaisseur entre la peau et le contact à faire. Si on a une blouse, on l'enroulera autour de la main droite, et autour de la main gauche on enroulera un gilet.

Toucher, autant que possible, la victime par des parties qui *ne soient pas humides* ou en état de moiteur, par conséquent éviter de la saisir par les aisselles, par les pieds.

S'il est plus facile de déplacer la victime que d'écarter le fil, on le fera en prenant les précautions énumérées ci-dessus.

Si la victime a les doigts crispés sur le fil, le sauveteur ouvrira de force la ou les mains de la victime, en écartant les doigts les uns après les autres et en opérant avec les mêmes précautions que ci-dessus.

### 2. La victime est suspendue.

*Prévoir sa chute et prendre à cet effet les précautions convenables.*

A l'aide d'une échelle ou de tout autre moyen, on

1. Si le manche renferme une tige centrale métallique, il est nécessaire que celle-ci soit entièrement enveloppée de bois et n'apparaisse en aucun point.

tâchera de s'élever jusqu'à la victime et de la délivrer en prenant pour la toucher ou pour toucher les fils les précautions indiquées ci-dessus.

Cette opération est surtout urgente et doit être tentée par tous les moyens les plus rapides, *si la victime est en contact avec deux fils différents.*

Si elle est suspendue à un seul fil, le danger immédiat est moindre et l'on a un peu plus de temps, ce qui permet d'opérer d'une façon plus sûre.

Quand on aura atteint la victime, on la suspendra par des cordes ou on l'accrochera par ses vêtements, et on la descendra en évitant qu'elle soit mise de nouveau en contact avec les fils. Si on ne peut éviter la chute, on prendra les précautions nécessaires pour l'amortir et la rendre aussi inoffensive que possible, au moyen de matelas, de bottes de paille, etc., étendus sur le sol.

*Si on ne peut atteindre la victime* et la dégager, prévenir l'usine le plus tôt possible.

En se conformant exactement aux prescriptions ci-dessus le sauveteur ne court *aucun risque*, quand bien même il ressentirait quelques secousses.

## VI. ASPHYXIE PAR STRANGULATION.

***Traitement accessoire.*** — Se hâter de couper le lien qui entoure le cou, en faisant le nécessaire, si la victime est suspendue, pour éviter ou amortir sa chute.

## VII. ASPHYXIE PAR SUBMERSION (NOYÉS).

1. ***Soin préliminaire.*** — Avant de faire le traitement indiqué page 18, introduire l'index de la main gauche jusque dans l'arrière-gorge pour provoquer des vomissements et au besoin faire sortir les corps étrangers qui auraient pu s'y être introduits (grains de sable).

2. ***Réchauffement du malade.*** — Pendant les tractions, le malade doit être enveloppé dans une couverture ou un peignoir de laine. On remplira d'eau bien chaude

une bassinoire et on la promènera par-dessus le peignoir en laine, sur la poitrine, sur le bas-ventre, le long de l'épine dorsale, en s'arrêtant plus longtemps au creux de l'estomac et aux plis des aisselles; on l'appliquera également à la plante des pieds.

On aura soin de se régler sur la température extérieure. Il faut veiller à ce que le corps du noyé ne soit pas exposé à une chaleur supérieure à 35° centigrades. Quoique l'eau de la bassinoire puisse être à une température plus élevée, cette chaleur, dont l'action ne s'exerce qu'au travers d'une couverture ou d'un peignoir de laine, ne peut avoir aucun inconvénient.

A ces moyens on ajoutera, pour développer progressivement la chaleur, des frictions assez fortes, à l'aide de frottoirs chauds en laine, sur les côtés de l'épine du dos, ainsi que sur les membres.

Ces frictions seront faites avec ménagement à la région du cœur, au creux de l'estomac, aux flancs, au ventre. On brossera doucement, mais longtemps, la plante des pieds, ainsi que la paume des mains.

3. **Soins accessoires.** — *Si l'on s'aperçoit que le noyé fait des efforts pour respirer*, il faut discontinuer pendant quelque temps toute manœuvre qui pourrait comprimer la poitrine ou le bas-ventre et contrarier leurs mouvements.

Si un noyé, *ayant déjà repris connaissance*, paraît éprouver beaucoup de difficulté à respirer et si l'on remarque qu'il lui sort de l'écume par la bouche ou par le nez, on tâchera de provoquer des vomissements en chatouillant le fond de la gorge avec une plume d'oie.

Il ne faut pas donner de boisson à un noyé avant qu'il ait repris ses sens et qu'il puisse facilement avaler. Cependant on peut, en vue de le ranimer, lui introduire dans la bouche quelques gouttes d'eau de mélisse.

*Quand le noyé est revenu à lui*, il faut le coucher dans un lit bassiné et l'y laisser reposer le temps nécessaire. A défaut de lit, on portera le noyé à l'hôpital, en prenant les précautions convenables pour le soustraire à l'action du froid.

Si, *pendant le sommeil*, la face du malade, de pâle qu'elle était, se colore fortement; si, après avoir été éveillé, le malade retombe aussitôt dans un état de somnolence, on lui appliquera des sinapismes en feuilles ou en pâte entre les épaules, ainsi qu'à l'intérieur des cuisses et aux mollets.

## 3° Moyens à employer pour venir en aide à une personne en péril de submersion[1].

***Agir par surprise et en se tenant à distance.*** — Prêter l'aide de son épaule à un campagnon de nage fatigué, mais ayant conservé *tout son sang-froid*, est chose sans danger; il n'en est pas de même lorsqu'on secourt une personne à laquelle la peur a *fait perdre la tête* et qui peut même ne plus avoir que des mouvements instinctifs. C'est par surprise alors qu'il faut agir; on aura le loisir ensuite de rassurer le malheureux, lorsqu'il aura été saisi. Lui-même sera mieux à même d'apprécier alors la vérité de vos paroles et ne gênera pas ainsi son sauveteur. Il

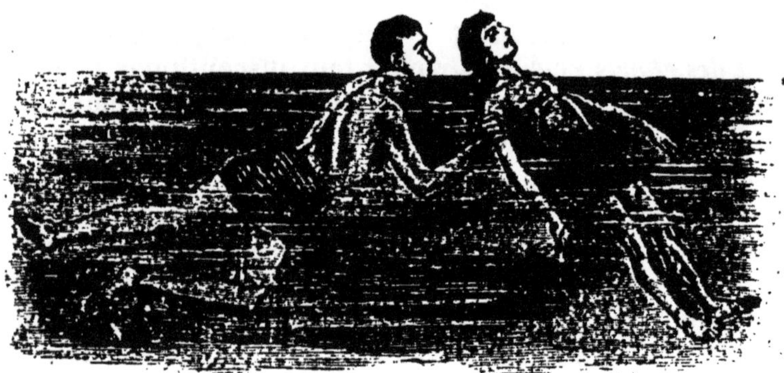

FIG. 5. — Il faut prendre le noyé par derrière, les bras fortement tendus en avant.

faut s'approcher du noyé (fig. 5) **par derrière** et le saisir brusquement sous les aisselles, les **bras fortement tendus en avant,** de manière à l'empêcher de vous toucher. On le redresse alors de façon que sa tête sorte de l'eau, puis on

---

1. Extrait de l'*Hygiène pratique* du même auteur (Librairie Armand Colin).

le pousse vers le rivage en nageant des pieds avec vigueur.

***Ne pas prendre par les cheveux.*** — On a conseillé de saisir le noyé par les cheveux; cette pratique a évidemment l'avantage de permettre de tenir facilement la tête hors de l'eau; mais, outre que beaucoup d'hommes ne portent pas les cheveux assez longs pour une prise sérieuse, ce procédé a le désavantage de permettre au noyé de se rapprocher trop de son sauveteur. On n'agira donc ainsi qu'avec des personnes *ayant perdu connaissance.*

***Attendre, s'il y a danger d'être saisi par le noyé.*** — On dit souvent que, pour ne pas avoir à lutter avec un noyé, il ne faut pas hésiter à lui donner un coup de poing sur la tête dès qu'on l'approche; outre que l'on peut lui faire ainsi une lésion sérieuse et être accusé de sa mort, on se supprime la possibilité d'être aidé par lui, lorsque se sentant protégé et reposé il reprend une partie de ses forces.

*Si la personne près de se noyer se débat,* il faut simplement attendre quelques secondes jusqu'à ce qu'elle soit tranquille, de façon à bien la prendre *par derrière.*

***Poids du noyé.*** — *Le poids du noyé* est *très faible.* On sait qu'un corps plongé dans un liquide perd une partie de son poids égale au poids du liquide déplacé. Or le corps humain, à volume égal, est généralement presque aussi léger que l'eau douce et surtout que l'eau salée; le poids du noyé se résume donc au poids de sa tête placée hors de l'eau.

***Moyen de reconnaître l'endroit où se trouve le noyé.*** — Quand une personne a coulé et que l'eau est calme, on connait exactement sa position par les bulles d'air qui s'élèvent à la surface; il faut toujours tenir compte du mouvement général de l'eau, s'il y a de la marée ou du courant qui aurait détourné les bulles de leur ascension verticale. On peut sauver quelqu'un du fond de l'eau assez tôt pour le faire revenir, en plongeant d'après l'indication des bulles d'air.

***Direction à prendre en ramenant le noyé.*** — « Si l'on est en mer, c'est souvent une grande erreur de chercher à gagner la terre. Lorsqu'il y a une forte marée portant au large et que vous nagez pour votre compte ou pour sauver une autre personne, mettez-vous sur le dos et restez-y jusqu'à ce qu'il arrive du secours ».

***Pour se dégager du noyé et en cas de fatigue.*** — « Si le nageur est saisi par celui qui se noie, il ne pourra se dégager qu'en gardant tout son sang-froid. Du moment qu'il est étreint et qu'il se sent près de couler, il doit prendre haleine, engager vivement les doigts de ses deux mains sous l'extrémité de ceux qui les serrent, les ouvrir par un effort violent et brusque, puis au même instant se dégager par une secousse, s'échapper rapidement et aller attendre à l'écart le moment opportun pour ressaisir convenablement le noyé.

« Dans le cas où celui-ci serait très robuste, il sera bon d'attendre qu'il ait perdu connaissance avant de l'aborder de nouveau.

« De même, en cas de fatigue excessive, il ne faut pas hésiter à abandonner le noyé immédiatement, à reprendre haleine sans le perdre de vue et le ressaisir seulement lorsqu'on est suffisamment reposé [1]. »

***Conditions nécessaires pour pouvoir sauver un noyé.*** — On comprend, d'après cet exposé, que sauver un noyé est chose difficile. Un mauvais nageur qui se dévoue dans une circonstance semblable fait un acte d'héroïsme inutile et qui n'aboutit trop souvent qu'à faire deux victimes au lieu d'une.

Pour pouvoir effectuer un sauvetage, il est indispensable de savoir bien **nager avec les pieds**, l'une des mains au moins étant nécessaire pour tenir le noyé. Il est utile, en outre, de *savoir plonger* et de s'être habitué à *regarder dans l'eau*.

## 4° Moyens à employer pour un sauvetage sur la glace.

Le sauveteur doit faire porter le poids du corps sur la plus large surface possible, planche, échelle; cette dernière plongée dans l'eau peut être très utile pour faire remonter la personne en péril de submersion.

---

1. Instruction de la Commission de gymnastique du Ministère de l'Instruction publique.

## XIV. — ÉVANOUISSEMENT

***Causes.*** — Inanition, émotion, chaleur, perte de sang.

***Signes.*** — Perte de connaissance avec *pâleur extrême.*

***Traitement.*** — Grand air. — Coucher le malade, la *tête plus basse* que le corps. — Desserrer les vêtements. — Faire respirer du vinaigre. — Frapper le visage à petits coups avec un linge mouillé.

## XV. — APOPLEXIE

1° *Apoplexie simple.* — ***Causes.*** — Gros repas, ivresse, chaleur, vêtements serrés au cou.

***Signes.*** — Perte de connaissance avec *congestion* de la face (quelquefois déviation des traits).

***Traitement.*** — Grand air. — Desserrer les vêtements. — Coucher le malade la tête *élevée.* — Appliquer des compresses froides sur le crâne, des sinapismes aux jambes. — Lavements froids.

2° *Insolation* (coup de soleil). — Même traitement. Si le malade n'a pas perdu connaissance, le faire boire.

3° *Ivresse.* — Même traitement. Exciter les vomissements en chatouillant la luette; donner 8 à 10 gouttes d'ammoniaque dans un verre d'eau sucrée, puis café ou thé.

## XVI. — CONGÉLATION

***Causes.*** — Aliments et vêtements insuffisants, l'alcoolisme, fatigue, dépression morale.

*Signes.* — Pâleur, engourdissement, difficulté de la parole, sommeil invincible.

*Traitement.* — Frictions avec eau froide ou neige. — Chaleur progressive. — Vin chaud. — En cas de perte de connaissance, traitement des asphyxies (v. p. 18).

## XVII — CONVULSIONS

*Causes.* — Alimentation défectueuse, chaleur, émotion, constipation ou diarrhée, fièvres éruptives, maladies cérébrales.

*Signes.* — Perte de connaissance, grimaces, mouvements convulsifs involontaires, contractures.

*Traitement.* — Grand air. — Aspersions froides. — Lavements. — Bains tièdes. — Inhalation d'éther.

## XVIII
## ÉPILEPSIE ET HYSTÉRIE

*Traitement.* — Se borner à préserver le malade contre les chocs et les chutes. Glisser, si possible, un morceau d'étoffe épaisse entre les dents pour éviter les déchirures de la langue.

# XIX. — EMPOISONNEMENTS

**Pour faire *vomir*, chatouiller la luette (fond de la gorge). S'il n'y a pas de résultat, *ipéca* (1 gr. 50) dans un verre d'eau. Comme *purgatif :* deux cuillerées de sel commun dans un verre d'eau. Comme *calmant :* eau albumineuse (battre 4 blancs d'œufs dans un demi-litre d'eau).**

| Causes. | Signes. | Premiers soins. |
|---|---|---|
| Champignons, Moules, Viandes malsaines, Eau-de-vie, Absinthe. | Vomissements, coliques, diarrhées, excitation, puis dépression. | Faire vomir, ou si les vomissements sont spontanés, les faciliter par de l'eau tiède. Purger ensuite (seulement dans empoisonnement alimentaire). Puis donner du café (en boisson ou lavement). Et enfin faire boire du lait. S'il y a tendance à asphyxie, faire son traitement. |
| Pavot (*laudanum, morphine, codéine, opium*). | Excitation, puis somnolence et torpeur. | |
| Belladone (*atropine*), Jusquiame (*hyoscíamine*), Datura. | Sécheresse de la gorge, *dilatation des pupilles, yeux brillants, éruption sur la peau.* | |
| Aconit (*aconitine*), Colchique, Ciguë, Tabac (*nicotine*). | Douleurs à l'estomac, vomissements, prostration profonde et rapide (surtout par ciguë). | |
| Digitale (*digitaline*). | Douleur à l'estomac et le *long de la colonne vertébrale, mal de tête atroce*, prostration. | |
| Sels de cuivre : Acétate et carbonate de cuivre (*vert-de-gris*), Sulfate de cuivre (*vitriol bleu*). | Vomissements à goût d'*encre* ou métallique, avec sécheresse de gorge, diarrhée. | Faire vomir, puis eau albumineuse, puis lait et œufs. |
| Arsenic (*acide arsénieux, mort aux rats*). | Douleurs à l'estomac, *vomissements verts, noirs, bleus*, soif, coliques, prostration. | Faire vomir, puis eau chaude salée. |
| Strychnine (*noix vomique, teinture de Baumé*). | Crises convulsives, respiration difficile. | Faire vomir (avant convulsions), puis café très fort. |
| Sublimé ou bichlorure de mercure. | Vomissements à goût métallique, *lèvres blanches*, tuméfiées, douleur à l'estomac. | Faire vomir, puis eau albumineuse. |

| Causes. | Signes. | Premiers soins. |
|---|---|---|
| Phosphore (*allumettes*). | Douleurs à l'estomac. Odeur phosphorée de l'haleine. Matières vomies lumineuses dans l'obscurité. | Faire vomir de préférence avec sulfate de cuivre (*vitriol bleu, couperose*), 0,10 centig. (enfant) à 0,50 centig. (adulte), puis faire boire une solution composée d'une cuillerée à soupe d'essence de térébenthine pour un demi-litre d'eau. Surtout ne pas donner d'huile. |
| Acides et Sels : Acides sulfurique (*vitriol*), azotique (*eau-forte, eau seconde*), chlorhydrique ou muriatique (*esprit-de-sel*), acétique (*vinaigre*), oxalique (*eau de cuivre*), phénique. Sel d'oseille, alun, phénol. | Chaleur intense de la gorge à l'estomac. Langue tuméfiée, soif intense. Difficulté d'avaler et de respirer. Les lèvres portent une *croûte* (eschare) *noirâtre* par acide sulfurique, *jaunâtre* par acide azotique, *blanche* par acide chlorhydrique. | Faire boire beaucoup d'eau savonneuse (15 gr. de savon par litre), puis eau albumineuse et lait. |
| Alcalis : Eau de Javel (*chlorure de potasse ou de soude*). Poudre des blanchisseuses (*chlorure de chaux*). Ammoniaque (*eau sédative*). Potasse, soude, chaux, et leurs sels. | Brûlure à la gorge et à l'estomac. Langue tuméfiée. Difficulté d'avaler. Les lèvres portent une *croûte* (eschare) *grisâtre*. | Faire boire de l'eau vinaigrée (au 1/4), jus de citron ou d'orange, puis eau albumineuse et lait. |
| Cantharides. | Brûlure à l'estomac, vomissements, diarrhée, évacuation difficile d'urines sanglantes. | Faire vomir, puis eau albumineuse, tisane d'orge. |
| Nitrate d'argent. | Vomissements d'une matière blanchâtre noircissant à l'air. | Faire vomir, puis eau salée. |

# TABLE DES MATIÈRES



---


Paris. — Imp. E. Capiomont et Cie, rue de Seine, 57.

Paris. — Imp. E. Capiomont et Cie, rue de Seine, 57. (N° 295)

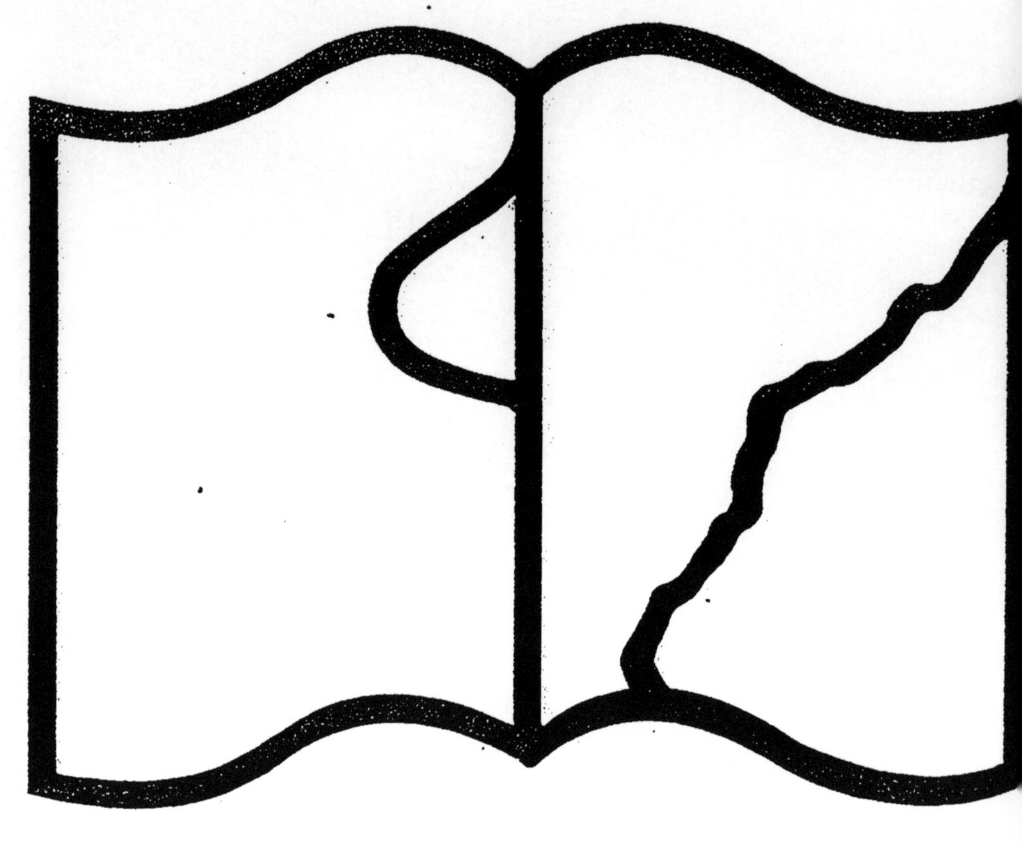

Texte détérioré — reliure défectueuse

**NF Z 43-120-11**

www.ingramcontent.com/pod-product-compliance
Ingram Content Group UK Ltd.
Pitfield, Milton Keynes, MK11 3LW, UK
UKHW020222200726
13856UKWH00004B/1570